世界総マスク時代、到来——。

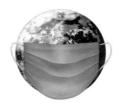

　今年、新型コロナウイルスが世界中で猛威を振るい、多くの人が命を落としました。今もなお、感染は各地で広がり続けています。**どうすれば予防できるのか。感染してしまったときに何をすれば回復するのか。まだ誰も明確な答えを出せていません。**各国の専門家も政府も"さぐりさぐり"の対応を強いられています。

　医療機関に行くことそれ自体が感染のリスクになるという前代未聞の状況に、私たちはただ、「ステイホーム」することしかできませんでした。

　医療がこんなにも発展しているのに、それでもなお、太刀打ちできない脅威がある。そのことを思い知らされた私たち。**「自分の身は自分で守るしかない」**という究極の真理を、一人ひとりがあらためて噛みしめています。

　そこで、もっとも基本的な防衛の方法として世界中の人が取り入れるようになったのが**「マスク」**です。

　マスクはかつて、日本人特有のアイテムでした。インフルエンザの流行期、電車の中でたくさんの人がマスクをしているのを見た外国人が「日本人は潔癖症」とSNSに投稿したこともあります。それが今や、世界中の人がマスクをしている状態！　公共機関での着用が義務化された国も少なくありません。新型コロナウイルスの第二波、第三波はもちろん、今後あらたに未知のウイルスがやってくることも予想され、マスクはもはや全人類の必需品。**"世界総マスク時代"**の到来です。

でも、ちょっと待ってください。

マスクだけが、
感染を食い止める最善の手段なのでしょうか……？
実はまだ多くの人が見落としているのです。

もう一つの 自衛のヒント が
"口の中" にあるということを！

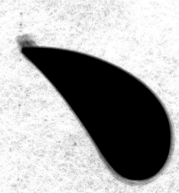

目 次

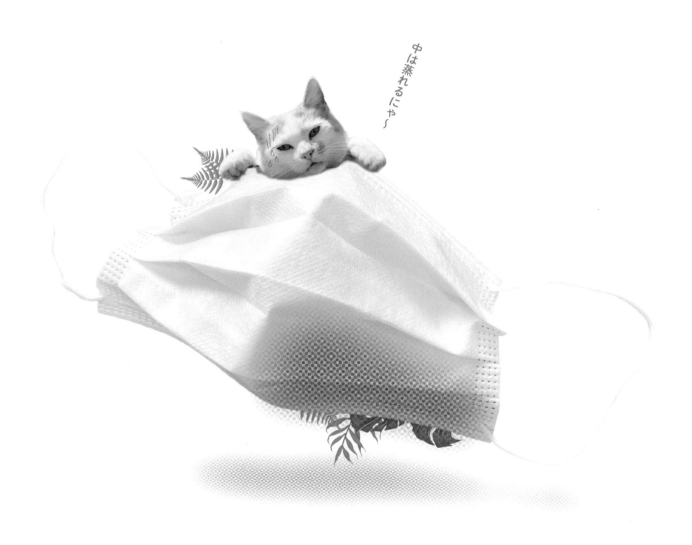

中は蒸れるにゃ～

8

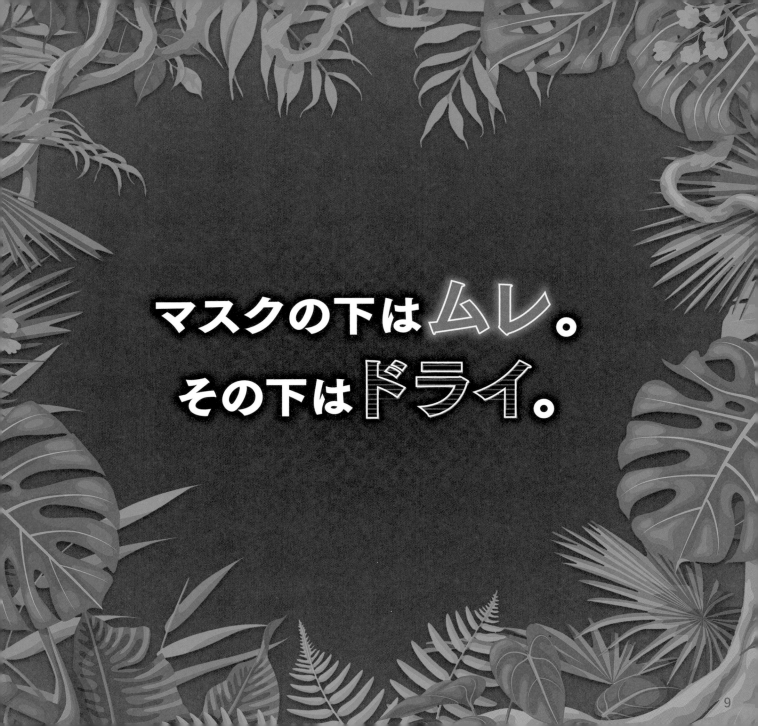

マスクの下はムレ。
その下はドライ。

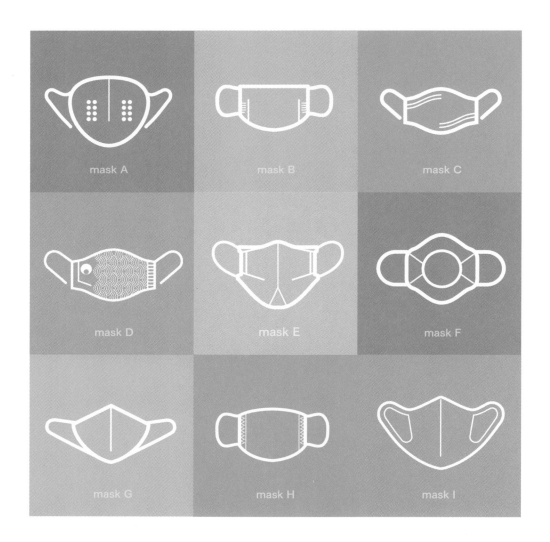

mask A

mask B

mask C

mask D

mask E

mask F

mask G

mask H

mask I

新型コロナウイルスが蔓延し始めた
とき、とにかく問題になったのは、
マスクの数をいかに確保するかでし
た。ようやく一定数が出回るように
なると、今度は「細菌のろ過率」が
大きな話題に。そして今は、デザイ
ン性や快適さが追求され始めていま
す。柄がおしゃれなもの、お化粧が
落ちにくいもの、メガネがくもらな
いもの、話がしやすいものなど……。

なかでも夏の時期、とくに関心を集めたのが「ムレ」を防ぐマスクです。大手衣料品メーカーの"通気性のいいマスク"の発売日には開店3時間前から長蛇の列ができ、あっという間に完売。オンラインではわずか数秒で売り切れたといいます。その後、「ドライ」や「クール」をうたう製品が各メーカーから続々登場。白熱した開発競争を繰り広げました。

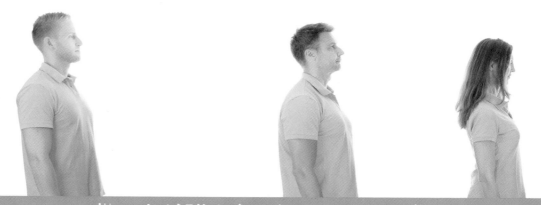

乾いている 》 まだ誰も気づいていない 》 マスクの下 》

えっ!! DRY?

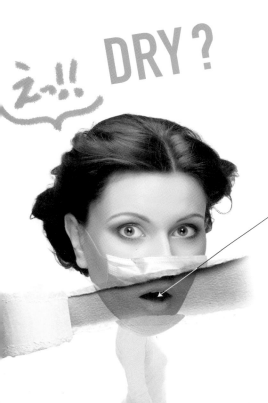

こうした状況から見えてくるのは、人々のマスクとマスク生活への強い関心。「マスクをつけた毎日を、いかに快適に過ごすか」に力を入れている姿です。

でも本当に意識すべきは、マスクそのものでもマスク生活の快適さでもありません。実はマスクの下にある**"ドライな口の中"**なのです！

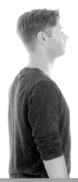

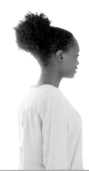

口の中はドライ ≫ 砂漠 ≫ 乾燥していませんか？

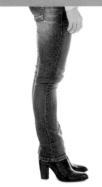

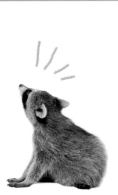

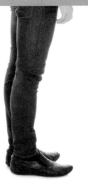

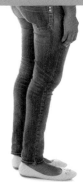

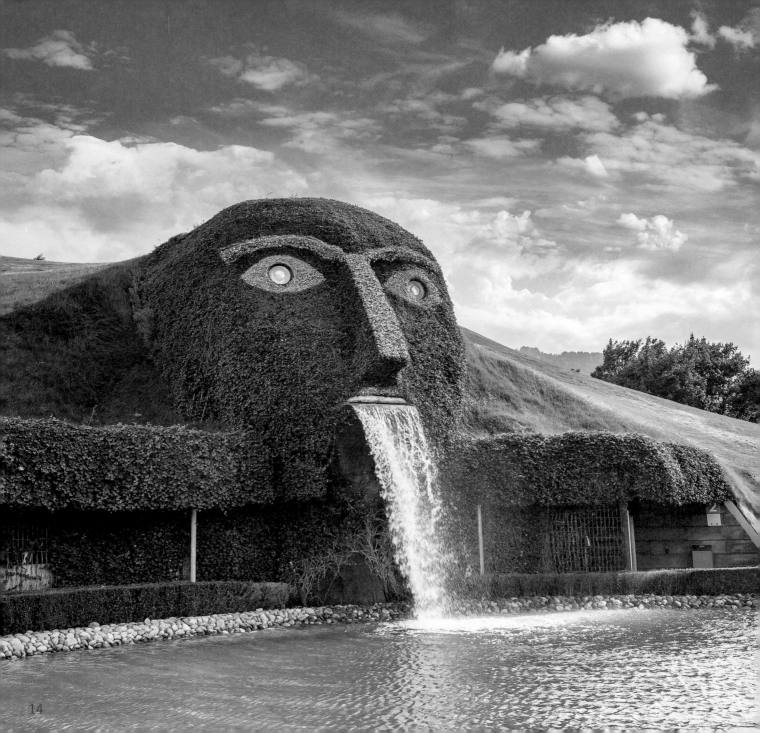

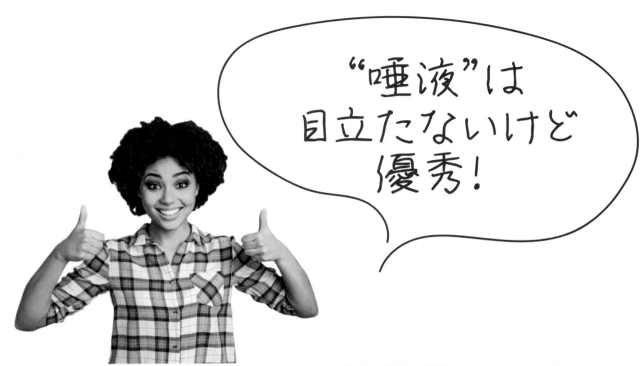

“唾液”は
目立たないけど
優秀！

ご存じのように、私たちの口の中を常に潤しているのは

「唾液」です。

普段あまり意識することがないかもしれませんが、

実はさまざまな役割を担っています。

代表的なものを見てみましょう。

唾液の役割

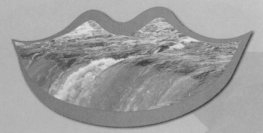

口の中をきれいにする

食後に残った食べカスを洗い流し、
口の中をきれいにする。

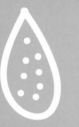

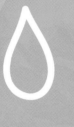

消化を助ける

唾液に含まれる酵素（アミラーゼ）が、
食べ物に含まれるデンプンを分解。
胃や腸で消化・吸収しやすいよう準備する。

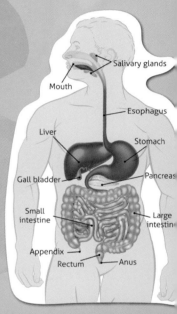

Salivary glands
Mouth
Esophagus
Liver
Stomach
Gall bladder
Pancreas
Small intestine
Large intestine
Appendix
Anus
Rectum

食べ物を
飲み込みやすくする

パサパサした食べ物を口の中でまとめ、
噛み砕きやすい状態に。
また、スムーズに飲み込めるようにする。

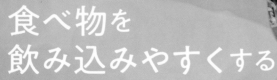

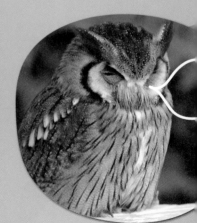

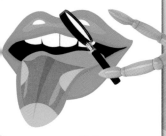

食べ物をおいしくする

味をキャッチする舌の組織（味蕾）に食べ物の成分を運び、
おいしさをしっかり感じられるようにする。

むし歯を防ぐ

食事の後、酸性に傾く口の中を中和。
歯の表面が溶け出し、
むし歯になりやすくなった環境を
元の状態に戻す。

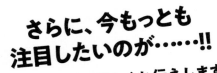

さらに、今もっとも
注目したいのが……!!

次のページで詳しくお伝えします

入眠をスムーズにする

唾液には「メラトニン」と呼ばれる
ホルモンが含まれており、
夜になると分泌量が増加。
脳や体を眠りに入りやすい状態に切り替える。

唾液はウイルスと戦う！

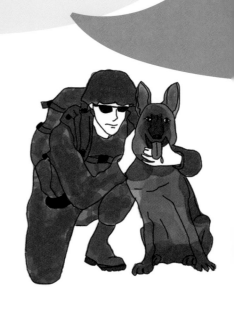

　口の中の粘膜は、体の内部と外部とが接するところ。外からやってきたウイルスや細菌が侵入しようとするため、油断できない場所です。いわば、緊張感ある国境地帯。だからこそ、唾液には体を守る"警備員"がたくさん含まれています。

　その警備員とは、抗菌物質（抗体）のこと。**口の中でウイルスと戦ったり細菌の成長を邪魔したりと、日ごろから私たちの体を守ってくれています。なかでも一番頼もしいのが『IgA（免疫グロブリンA）』！**　最近あちこちで注目されているので、聞いたことがある人もいるかもしれません。

　一体、どんなところが頼もしいのでしょうか。

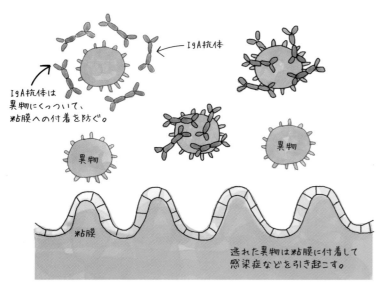

IgA抗体

IgA抗体は異物にくっついて、粘膜への付着を防ぐ。

異物

異物

粘膜

逃れた異物は粘膜に付着して感染症などを引き起こす。

抗菌物質『IgA』はここがスゴイ！

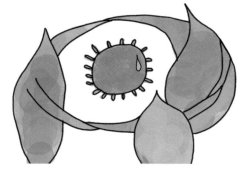

ウイルスの活動を邪魔する！

ウイルスを見つけるとすぐさま取り囲み、口の中の粘膜に付着しないよう邪魔します。
体内に入り込めなかったウイルスは、唾液の水分で洗い流されます。

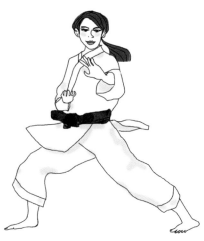

未知のウイルスと戦う！

抗菌物質の中には特定の細菌にだけ働くものもありますが、『IgA』は守備範囲が広いのが特徴。怪しいと判断したら、どんなウイルスとも積極的に戦います。

唾液の中にたっぷりと！

通常、1日に50〜100mgの『IgA』が唾液腺から分泌されています。
唾液中の『IgA』濃度が高ければ高いほど、ウイルスへの感染リスクが減ります。

※唾液中にはほかにも抗菌物質がありますが、『IgA』が一番多く分泌されています。

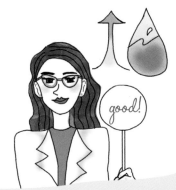

つまり『IgA』は、私たちがもともと持っている**"天然の防御策"**。さまざまなウイルスに負けず、健康に生きていくための力だといえるでしょう。

実際、唾液中の『IgA』によって体が守られていることを示す研究データがあります。

IgA濃度が低いと風邪を引きやすくなる

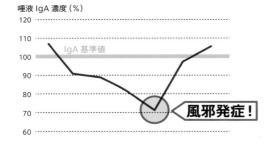

唾液 IgA 濃度（%）

IgA 基準値

風邪発症！

IgA濃度が低いと疲れを感じやすくなる

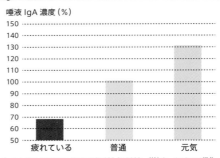

唾液 IgA 濃度（%）

疲れている　普通　元気

データ：Med Sci Sports Exerc.;40,1228-36,2008　（株）オーラルケアで編集

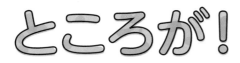

ところが！

唾液はいつでも口の中にたっぷりある、というわけではありません。次のような理由で著しく減ることがわかっています。

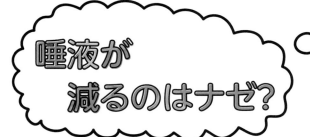

唾液が
減るのはナゼ?

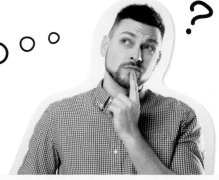

普段は……		マスクをしている今は……
☑ 加齢	☑ 薬の副作用	☑ 水分補給の機会が減る
☑ 激しい運動	☑ ストレス	☑ 人と話す回数が減る
☑ 口呼吸	☑ 脱水症状	
☑ 空調設備		

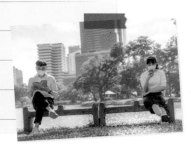

　つまり、「お口の乾燥」はもともと誰にでも起きうることですが、マスクを長時間つけている今は、とくにリスクが高まっているということ！ **唾液の量が減れば当然、『IgA』も減る**ことになります。ウイルスから身を守るためにマスクをしているのに、逆に戦う力が弱まってしまう可能性があるのです。

　マスクのデザイン性や快適さだけでなく、"ドライな口の中"にも目を向ける。そして**唾液をしっかり分泌させておくことは、今すべての人にとって必要な健康対策**だといえるでしょう。

歯周病と『IgA』

IgAは、私たちにとって身近なお口の病気「歯周病」とも関係があります。

まず、歯周病について少し振り返ってみましょう。

歯周病の原因は、ずばりお口の中の"歯周病菌"。毎日お口の中を清潔に保っていれば大きな問題を起こすことはないのですが、歯磨きが不十分で、細菌が増えたり活発になったりしたときには問題が起きます。

歯ぐきが赤くなったり、腫れたり、歯磨きのときに血が出たり。ほうっておくと、歯のまわりに「歯周ポケット」という深い溝ができ、その中に棲みついた細菌はますます増殖。歯ぐきの炎症をどんどん進行させます。最終的に、歯を支えている骨までもが溶け、歯がグラグラになって抜けてしまうことも……！

さらに歯周病菌は血管を通って全身をめぐり、糖尿病や動脈硬化、心筋症などの全身疾患を引き起こすことがわかっています。お口だけでなく、全身の健康をおびやかすという点でも注意が必要です。

そしてこの歯周病菌。なんと、外から入ってくるウイルスの感染成立を手助けしたり、感染を拡大させてしまったりするのです！　"悪者は悪者の味方"ということですね。「いやいや、私たちには唾液の『IgA』があるじゃないか！」と思うかもしれません。でも残念ながら、歯周ポケットの中には『IgA』は届かないのだそうです……。

　だからこそ重要なのが、外からやって来るウイルスだけでなく、口の中にいる細菌にも目を向けること。そして、それらを毎日のオーラルケアでしっかり取り除くこと。細菌を増やさず、歯周ポケットもつくらないようにするのが、万全のウイルス対策 です。

　とくに効果があるのは、「デンタルフロス」！　歯と歯の間や、歯周病菌のすみかである“歯ぐきの中”をお掃除することができるため、歯周病予防には必須のアイテムです。

　いつもの歯磨きに、デンタルフロスを加えてみませんか？

デンタルフロス選びのポイント

歯ぐきにあたっても痛くない
歯と歯の間に入れたときに、繊維がフワッと広がるものがベスト。歯ぐきにあたる感触がやさしければ、毎日気持ちよく、無理なく続けられます。

細菌をしっかりからめ取る
たくさんの細かい繊維でできているものがベスト。その一本一本に細菌がからみつき、歯ぐきの中からきれいに取り除くことができます。

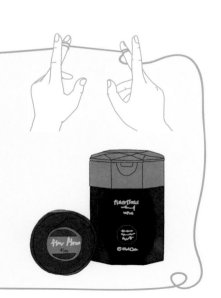

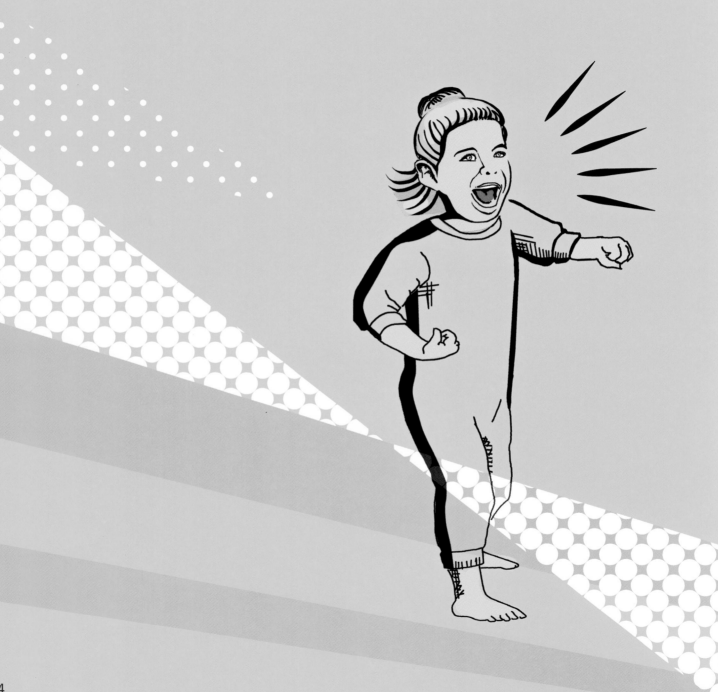

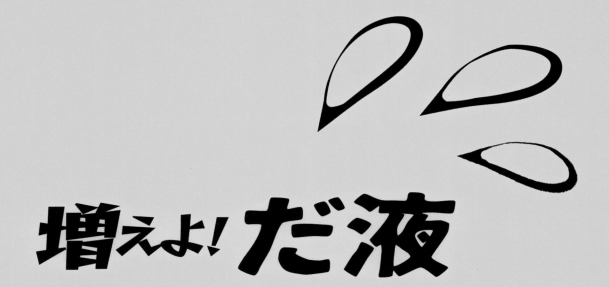

増えよ！だ液

さまざまな理由で減ってしまうことがある唾液ですが、
実は分泌量を意図的に増やすことができます！　どうやって……？

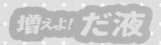

よく「レモンや梅干しを見るとツバが出る」といいますね。
たしかに、酸っぱいものを見る・食べるのは一つの方法。

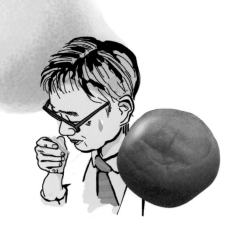

ほかにも、唾液を分泌する「唾液腺」をマッサージしたり、
「お口を潤すツボ」を押したりするのも効果的とされています。

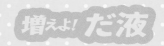

でも、ここでお伝えしたいのは、
もっと**楽**しくて**ラク**な方法。

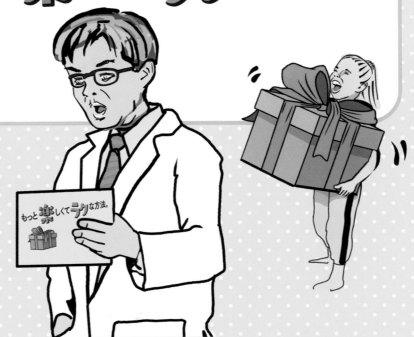

いつでも、誰でも、どこででもできて、しかもオイシイ。

27

それは「**ガムを噛むこと**」です！

ガムは、噛み初めの一番おいしいときに唾液がジュワジュワッと出て、その後も噛んでいる間中ずっと、唾液が出続けます。特別意識しなくても、おいしく噛んでいるだけで効果があるので、ガムは「ながら健康法」として最適だといえるでしょう。

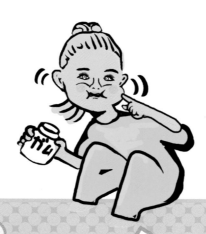

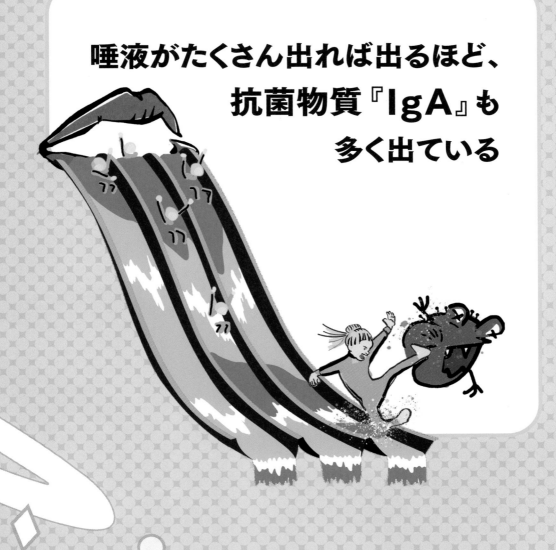

唾液がたくさん出れば出るほど、
抗菌物質『IgA』も
多く出ている

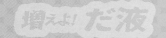

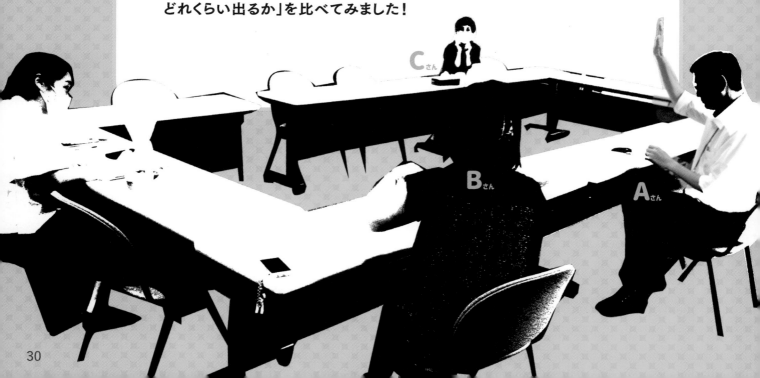

突然
ですが

実験してみました!
唾液分泌量、ナンバーワンはどれ?

口の中が乾燥しているときや、ネチャッとして気持ち悪いとき、なんとなく
口さみしいとき。食べ物を口にする人は多いのではないでしょうか。
そこで、多くの人が通勤中や通学中、仕事や勉強の合間に"ちょこっと
つまむもの"をピックアップ! 3名の被験者（Aさん／Bさん／Cさん）で「唾液が
どれくらい出るか」を比べてみました!

C さん

B さん

A さん

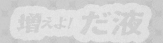

唾液分泌量、ナンバーワンはどれ?

"ちょこっとつまむもの" 4選

アメ(ミルク味)　グミ(ふどう味)　タブレット(ミント味)　ガム(ミント味)

上記4種類をピックアップして
3人がそれぞれ実験に挑みました!
結果は次のページで!

次は、ガムですねー

今まで意識してなかったけど、
けっこうジュワ〜ッて出ますね!

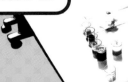
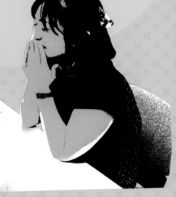

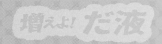

パクッと食べたときの唾液量、どれだけ違う？

結果

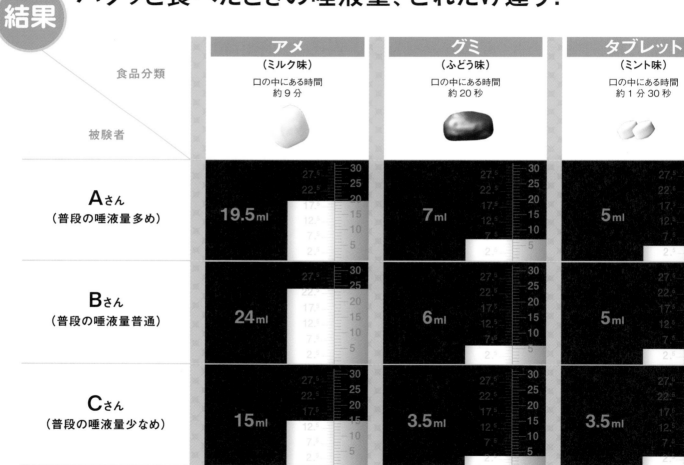

食品分類	アメ （ミルク味） 口の中にある時間 約9分	グミ （ふどう味） 口の中にある時間 約20秒	タブレット （ミント味） 口の中にある時間 約1分30秒
被験者			
Aさん （普段の唾液量多め）	19.5ml	7ml	5ml
Bさん （普段の唾液量普通）	24ml	6ml	5ml
Cさん （普段の唾液量少なめ）	15ml	3.5ml	3.5ml

※パクッとつまんだときのざっくりとしたデータであり、分量や時間など、厳密な条件下でのデータではありません。

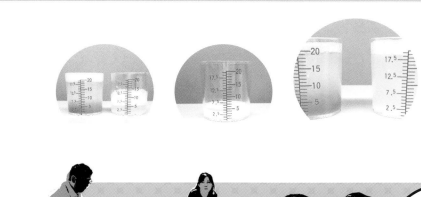

ガム
（ミント味）

口の中にある時間
約10分

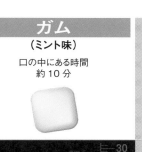

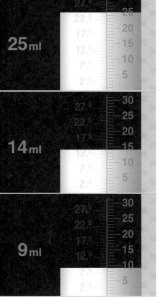

25ml

14ml

9ml

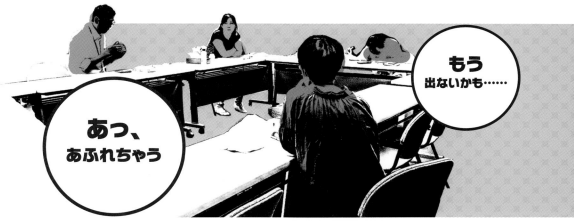

あっ、
あふれちゃう

もう
出ないかも……

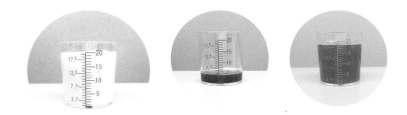

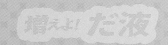

 検証

【アメ】ガムの最大のライバル、しかし大きな弱点が！

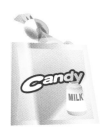

中高年の方たちがよく口にする「アメちゃん」。その信頼に応え、なめている間たくさんの唾液が出る。しかし気をつけたいのは、アメには"砂糖たっぷり"のものが多いこと。**むし歯のリスクが非常に高くなるため要注意。**また、なめるときに使うのは主に舌であり、「噛む」という行為が持つさまざまな効果は期待できない。

【グミ】瞬発力は一流だけど

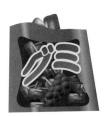

果汁の酸味を強く感じられるグミは、噛んだ瞬間ジュワッと唾液が出る。しかし**グミという食品の性質上、長く噛んでいることはできず、すぐに飲み込んでしまうため後が続かない。**唾液量を増やそうと思ったら、むし歯リスクを抱えながら何個も食べることが必要になる。

【タブレット】「スカッとする＝唾液が出る」ではない

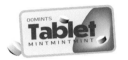

口の中がネチャッとするときは、ミントのタブレットでスッキリしたくなるもの。たしかに**清涼感は強いが、唾液の分泌量はあまり多くない。**粒が小さいのが要因か。

【ガム】唾液王者の貫禄！

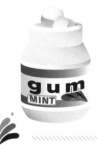

噛み始めのジュワッと感が強い。フレーバーや歯ごたえが影響していると思われる。また、**噛み続けている間ずっと唾液が出続けるのが特徴的。**たとえば、通勤や通学中の30分間噛んでいたとしたら相当量になるだろう。

「噛む」という行為によって、唾液腺が効果的に刺激される。
それにより、抗菌物質『IgA』がたくさん分泌されることがわかっている。

Per Brandtzaeg：Secretory immunity with special reference to the oral cavity
J Oral Microbiol. 2013;5. doi: 10.3402/jom.v5i0.20401. Epub 2013 Mar 11.

考察

　　以上の実験から見えてきたのは、ガムは唾液を継続的に出すにはもってこいのアイテムだということです。**ガムはもともと"一定時間噛み続ける食品"としてつくられており、時間をかけて食べるもの。**筋トレのように「やらなきゃ!」と気持ちを奮い立たせたり、「習慣にしよう」と特別な決意をしたりする必要もありません。

　　朝起きたときや通勤中、仕事中、昼食後など。「おいしいから」「気晴らししたいから」「リラックスしたいから」といった娯楽の一環として噛むだけで唾液が出て、よい結果(＝お口の潤いやウイルスと戦う力)が自然とついてくるのです。まさにオイシイ素材!

　　そのとき、**キシリトール入りのガム**[※1]**を選べばなお健康的!**　キシリトールにはむし歯予防の効果があるからです。

　　また、「噛む」という行為そのものに、健康や日々の暮らしに役立つさまざまな効果があることもわかっています[※2]。

　　誰もが楽しく、ラクに、自然に、健康的に、継続的に唾液を出せる食品といえば、ガム。ウイルスに負けない体をつくる、これからの時代の心強いサポーターなのです。

[※1]　甘味料としてキシリトールが100%のガムもあります。今回の実験で使用しました。
[※2]　詳細は41ページからの付録を参照

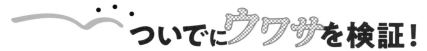

ついでにウワサを検証！

レモンと梅ぼし、見ただけでツバが出るってホント???

ズッぱ

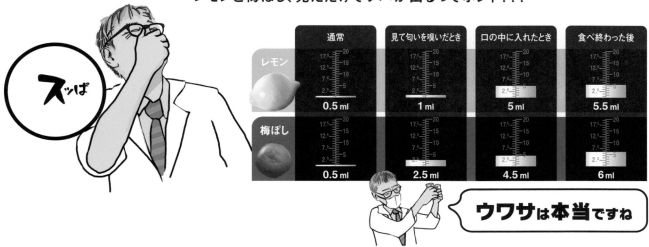

	通常	見て匂いを嗅いだとき	口の中に入れたとき	食べ終わった後
レモン	0.5 ml	1 ml	5 ml	5.5 ml
梅ぼし	0.5 ml	2.5 ml	4.5 ml	6 ml

ウワサは本当ですね

---

column　アボリジニーの人たちは、よく噛んでいたから健康だった!?

1930年代。カナダ人の歯科医師、ウェストン・プライス博士は、世界14か国の先住民のもとを訪れました。オーストラリアのアボリジニー、ニュージーランドのマオリ族、アラスカのイヌイットなど。そこで「伝統的な食事を続けている人たち」と「伝統食から近代食に移行した人たち」に会い、それぞれの歯並びや顔、アゴ、身体の形状、健康状態を調べたそうです。

すると、伝統食を食べ続けている人たちは歯並びが美しく、体も健康だったのに対し、近代食に移行した人たちの歯はガタガタの状態。アゴや体が退化して未発達の人や、結核などの病気で入院中の人もいました。プライス博士は、食生活と歯の健康、そして全身の健康には大きなつながりがあることを発表し、大きな反響を呼びました。

このエピソードを、「唾液」という観点から見てみましょう。

たとえば、かつてカンガルーの肉や森で採れる木の実、ハーブなどを食べていたというアボリジニーの人たち。それらは繊維質だったり硬かったりするので、よく噛む必要があったのでしょう。歯やアゴが発達し、美しい歯並びを持っていました。何より、体が健康でした。

ということは……?　そう、日々の食生活の中で、唾液がしっかりと出ていたに違いありません!
「伝統食を食べていた人たちが健康だったのは、唾液中の抗菌物質『IgA』が日々たっぷりと分泌されていたから」

プライス博士はそこまで突き止めていませんが、今となってはそう推測することもできるのではないでしょうか。

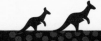

ウイルスとの戦いは、原点へ

　天然痘、スペイン風邪、エイズ、インフルエンザ、SARS。過去を振り返ると、人類はこれまでさまざまなウイルスと戦ってきました。そしてそのたびに起こる戸惑いや恐怖感、命の危機を、ワクチン開発によって克服しようとしてきました。今またあらたに、新型コロナウイルスという憎むべき敵と戦っている最中です。

　でもこの"敵との戦い"は、ウイルスの視点からみると様子が少し違うようです。

　ウイルスにしてみれば、いつもどおり自然動物の体を借りて共生していただけのこと。その平和な共存環境へ踏み込んできたのは、むしろ人間のほうなのです。自然動物の生息地に近づき、捕え、食べるという行為によって……。ウイルスたちこそ、人間という新しい宿主の存在に驚き、どう共存していけばいいのだろうと右往左往しているところなのでしょう。「彼らに悪意はない」「生物として当たり前の行動をとっているだけだ」というのが、大半の研究者たちの考えです。

　いずれにせよ、私たちがすでに"パンドラの箱"を開けてしまったことはたしかです。ウイルスの生命力の強さには、これからも翻弄され続けるでしょう。ワクチンを開発できたとしても、必ず「新型」は現れます。近い将来、また別のウイルスが見つかることも予想されています。

しかし私たちは、そのたびに受け身で振り回されるしかないかというと、そうではありません。できることがあるのです。

◎毎日のオーラルケアによって口の中の細菌を取り除き、清潔を保つ
◎ガムを噛むことでたくさんの「唾液」を出し、唾液中の抗菌物質をフル活用する

　本書でお伝えした以上の2つは、非常に初歩的で基本的な予防方法であり、拍子抜けした人もいるかもしれません。でもだからこそ、ほとんどの人が見落としてきた情報でもあります。ぜひこれを機に、あらためてご自身の持つ唾液の力に目を向けてみてはいかがでしょうか。

　ウイルスに過剰反応することも見くびることもなく、自分の身を自分でしっかり守っていく。ワクチン開発に依存しすぎず、自分の持つ力を最大限に活用できるようにする。こうした"健康づくりの原点回帰"が、withコロナ時代のもっとも賢明な生き方として求められています。

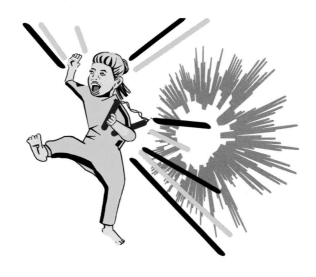

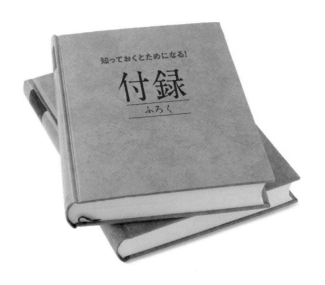

知っておくとためになる！

付録

ふろく

唾液の分泌量を増やして健康を守る以外にも、
「噛むこと」の効果はたくさんあります。
そこで、近年注目を集めている研究データの中から
選りすぐりの６つをご紹介！
読み終わったらすぐにガムを噛みたくなるかも……！？

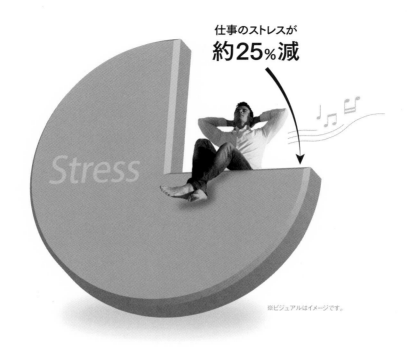

仕事のストレスが
約25%減

※ビジュアルはイメージです。

仕事のストレスを軽減！

就業中の男女126名を対象とした試験。62名は仕事中にガムを噛み、64名はガムを噛まずに通常通り仕事をしました。その後ストレスに関するアンケートの結果を分析したところ、仕事中にガムを噛んだ人たちはストレスが約25%減っていました。

STRESS
【ストレス】

Chewing Gum: Cognitive Performance, Mood, Well-Being, and Associated Physiology
Andrew P. Allen and Andrew P. Smith
BioMed Research International 2015 掲載

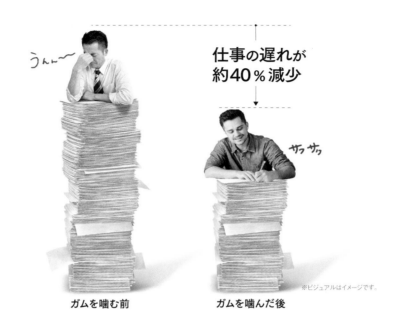

うんー～

仕事の遅れが
約40％減少

サッサッ

※ビジュアルはイメージです。

ガムを噛む前　　　　　ガムを噛んだ後

WORK EFFICIENCY
【仕事の効率】

仕事の効率がアップ！

左ページと同じ試験で、仕事の遅れに関するアンケートの結果も分析しました。すると、仕事中にガムを噛んでいた人たちは、仕事が遅れる度合いが約40％減少。つまり、仕事の効率が大幅にアップすることがわかりました。

Chewing Gum: Cognitive Performance, Mood, Well-Being, and Associated Physiology Andrew P. Allen and Andrew P. Smith
BioMed Research International 2015 掲載

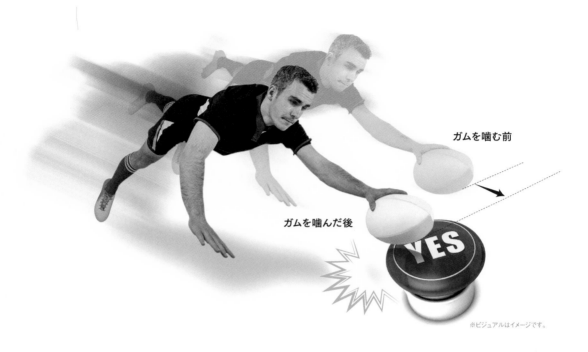

ガムを噛む前

ガムを噛んだ後

YES

※ビジュアルはイメージです。

SPORT
【スポーツ】

脳の反応が速くなる！

「ある音が聞こえてきたらボタンを押す」という
実験で、脳と体が反応するまでの時間をそれぞれ
測定。ガムを噛んだ後は噛まない場合より、脳の
反応も体の反応も速くなることがわかりました。
飛んできた球を瞬時に見分けて打つ、パスを絶妙
のタイミングでキャッチするなど、スポーツのあ
らゆる面で効果があると考えられます。

Kiwako Sakamoto, Hiroki Nakata, Ryusuke Kakigi
The effect of mastication on human cognitive processing: A study using event-related potentials.
Clinical Neurophysiology Volume 120, Issue 1, January 2009, Pages 41-50

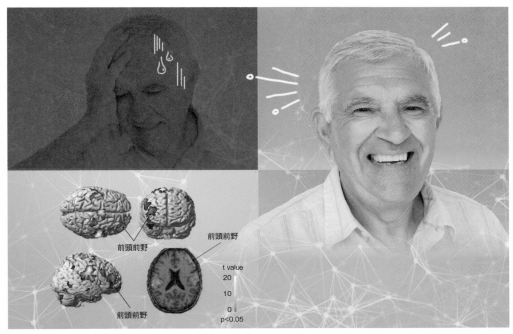

※ビジュアルはイメージです。

脳の前頭前野が活性化！

ガムを噛むことで、各世代の人の脳にどのような影響があるかを調べた実験。高齢者では、コミュニケーション、感情の制御、記憶のコントロール、意思決定などの高度な働きを担う「前頭前野」が活性化することがわかりました。前頭前野でも、とくに右側が活性化すると「認知機能がアップする」といわれており、認知症予防の効果が期待できます。

Onozuka M, Fujita M, Watanabe K, Hirano Y, Niwa M, Nishiyama K, Saito S: Aged-related changes in brain regional activity during chewing: a functional magnetic resognance imaging study.
J Dent Res, 82: 657-660, 2003.

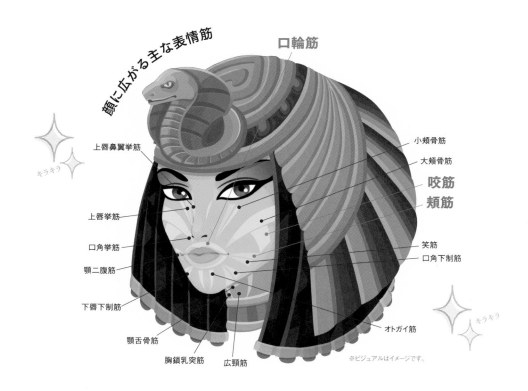

顔に広がる主な表情筋

口輪筋

上唇鼻翼挙筋
上唇挙筋
口角挙筋
顎二腹筋
下唇下制筋
顎舌骨筋
胸鎖乳突筋
広頸筋

小頬骨筋
大頬骨筋
咬筋
頬筋
笑筋
口角下制筋
オトガイ筋

キラキラ
キラキラ

※ビジュアルはイメージです。

BEAUTY
【美容】

たるみを予防！

顔にはなんと30種類以上の筋肉があり、食べ物を噛むときや話すときはもちろん、表情をつくるときなどに使われています。なかでも、噛むときに使う「咬筋」はとても重要。口の周りの「口輪筋」や「頬筋」などに刺激を与えて鍛えてくれます。つまり、しっかり噛むことで、アゴや頬のたるみを防げるのです。

参考：https://kamukoto.jp/beauty/587